AF467498

MÉMOIRE
SUR LES STYLETS
OU SONDES SOLIDES,
ET
SUR LES SONDES CANNELÉES;

Couronné par l'Académie Royale de Chirurgie
En M. DCC. LXXXIV.

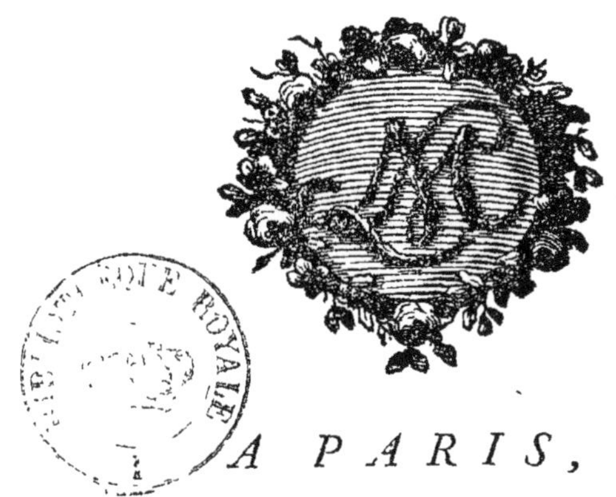

A PARIS,

DE L'IMPRIMERIE DE MICHEL LAMBERT,
Imprimeur de l'Académie Royale de Chirurgie,
rue de la Harpe.

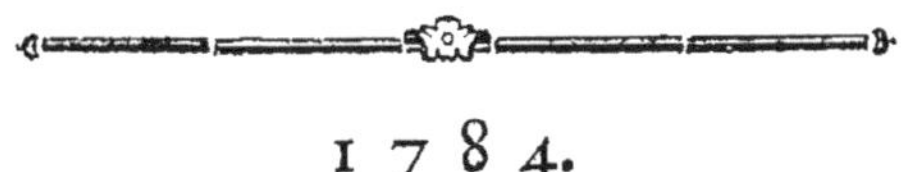

1784.

L'ACADÉMIE ROYALE DE CHIRURGIE ayant vu dans la Matière inſtrumentale une ſource féconde de ſujets, liés de manière à pouvoir perfectionner l'Art ſur un plan méthodique, M. Louis, Secrétaire perpétuel, *l'a annoncé à l'ouverture de la Séance publique de l'année* 1783, *par le Diſcours qui ſuit.*

Les Inſtrumens ſervent aux opérations, comme les médicamens au traitement habituel des Maladies: leur parfaite connoiſſance eſt donc un attribut eſſentiel de la partie prééminente de l'Art de guérir (1). Ce ſont des moyens, ou, comme le dit *Dionis* en parlant des Inſtrumens en général, ce ſont des cauſes ſecondes, dont le mérite conſiſte eſſentiellement dans l'intelligence de celui qui s'en ſert avec préciſion & méthode. On ne doit jamais perdre de vûe cette vérité fondamentale.

Attribuer à un Inſtrument, ſuſceptible d'être bien ou mal conduit, les avantages qui ne peuvent venir que des lumières & de la dextérité de celui qui le dirige, c'eſt une abſurdité inconcevable, contre laquelle des perſonnes, d'ailleurs très-ſenſées, ne ſont pas aſſez en garde : cela fourniroit un long Chapitre à ajouter au Livre des erreurs populaires.

(1) *Quæ medicamenta non ſanant, ea ferrum ſanat*, &c. Hippocrat. Aphoriſm.

En consultant l'expérience & la saine raison, il paroîtra évident qu'il n'y a aucun Instrument qui ne puisse être le sujet d'une dissertation instructive pour les Élèves, & utile aux progrès de l'Art. Elle peut être érudite, par des recherches sur l'origine de l'Instrument & sur les divers changemens qu'on y a faits en différens temps : savante, en appréciant les avantages & les inconvéniens des formes successives que l'Instrument a reçues : ingénieuse, par l'invention de nouveaux Instrumens, & par la proscription de ceux dont on prouveroit l'inutilité ou l'imperfection non corrigible.

M. de Voltaire, dans le tableau des progrès de l'Esprit-humain en France, sous le règne de Louis XIV, semble ne louer principalement la Chirurgie que du côté de la matière Instrumentale. Voici ses termes :

« Après avoir parcouru tous ces Arts qui contribuent aux délices des particuliers & à la gloire de l'État, ne passons pas sous silence le plus utile de tous les Arts, dans lequel les François surpassent toutes les Nations du Monde ; je veux parler de la Chirurgie, dont les progrès furent si rapides & si célèbres dans ce siècle, qu'on venoit à Paris des bouts de l'Europe, pour toutes les cures & toutes les opérations qui demandoient une dextérité non commune. Non-seulement, continue M. de Voltaire, il n'y avoit guères d'excellens Chirurgiens qu'en France, mais c'étoit dans ce seul Pays qu'on fabriquoit parfaitement les Instrumens nécessaires ; il en fournissoit ses voisins ; & je tiens, ajoute-t-il, du célèbre Chefelden, le plus grand Chirurgien de Londres, que ce fut lui qui commença à y faire fabriquer, en 1715, les instrumens de son Art. »

Un Traité ſcientifique ſur la Matière Inſtrumentale, ſeroit un ouvrage très-utile ; & on peut l'obtenir d'une manière bien avantageuſe, en appelant le génie de toutes parts, en n'offrant à ſa pénétration qu'un ſeul objet ſur lequel il puiſſe ſe fixer, développer ſon activité, & montrer toute l'étendue de ſes reſſources.

Nous avons ſur cette matière le travail d'un des plus grands Maîtres, & qui a fait à ſon Auteur une réputation que le laps de cent-quarante ans n'a pas détruite, malgré tous les progrès que l'Art a faits ſur grand nombre d'autres points.

Schultes, ou *Scultet*, d'après ſon nom latiniſé (*Scultetus*), né à Ulm en 1595, avoit eu l'avantage d'être à Padoue le Diſciple de Fabrice d'Aquapendente, à jamais célèbre par l'étendue de ſes lumières, par ſon expérience & ſon habileté en Anatomie & en Chirurgie. Revenu dans ſa Patrie à l'âge de trente ans, Scultet y a exercé cet Art avec un ſuccès brillant & mérité : les obſervations intéreſſantes qu'il nous a laiſſées, ſont un monument de la ſolidité de ſon eſprit & de la certitude de ſes connoiſſances : il y en a peu d'auſſi inſtructives ; elles donnent de vifs regrets ſur la perte prématurée d'un homme ſi utile à ſes Contemporains, mort à l'âge de cinquante ans, en 1645. Son Traité d'Inſtrumens, *Armamentarium Chirurgicum*, eſt un Ouvrage poſthume. Il fait connoître ceux dont les Fondateurs de l'Art ſe ſont ſervis, & ce que le génie y a ſucceſſivement ajouté par des corrections ou nouvelles inventions. Les faits de pratique judicieuſement obſervés, éclairent ſur la manière d'employer ces moyens dans les diverſes opérations.

Cette Science très-cultivée par les Anciens, comme on le voit dans le Traité d'*Oribase* sur les lacqs & les machines propres aux fractures, s'étoit accrue par les travaux d'*Ambroise Paré.* Cet excellent homme n'a négligé aucune occasion de faire connoître en détail les Instrumens ou machines dont il juge qu'on doit se servir, tant pour la pratique des opérations, que pour l'administration de divers secours utiles à la cure des maladies. Il indique la meilleure manière de les employer, les précautions qu'il faut prendre afin d'en assurer les bons effets & d'en prévenir les inconvéniens ; il a fait graver avec soin & à grands frais, pour le temps, les différens moyens auxiliaires sans lesquels l'Art seroit souvent en défaut.

La matière Instrumentale a fixé l'attention de *Dionis.* Toutes les pièces qui ont rapport à chaque procédé opératoire, & celles qui doivent composer les appareils, sont décrites & gravées dans le Traité des Opérations de cet Auteur. Elles ont produit cinquante-neuf Planches. Heister a marché sur les mêmes traces dans ses Institutions de Chirurgie.

Cette matière a toujours été regardée comme l'un des objets fondamentaux de l'Art : je le répète, les Instrumens sont aux opérations ce que les médicamens sont au traitement des maladies. M. de Garengeot a donné *ex Professo* sur les Instrumens, un Traité qu'on n'étudie point assez : on y puiseroit des connoissances essentielles ; il est sur-tout recommandable par l'ordre dans lequel ces moyens sont classés ; mais il laisse bien des choses à desirer, & assez d'erreurs à détruire. Il est d'ailleurs écrit d'un style trop diffus ; l'Auteur s'étend & s'appesantit sur des détails plus néceſſaires à la Coutellerie, qu'utiles à la perfection de la Chirurgie. Cet Ouvrage eſt dédié à feu M. Petit, la gloire de nos Écoles & de cette Académie, qui jouiſſoit de la réputation la plus diſtinguée. Il doit nous être permis de dire ici que c'eſt par ſon génie dans l'invention des Inſtrumens qu'il a commencé & ſoutenu ſa grande renommée : on ne peut rappeler avec trop de vénération pour ſa mémoire, à quel point l'activité de ſes lumières le ſervit pour ſauver la vie à M. le Marquis de Rothelin, prêt à périr par l'hémorrhagie de l'artère crurale, à la ſuite de l'amputation de la cuiſſe, faite très-haut, immédiatement au-deſſous du pli de l'aine.

M. Perret, Maître Coutelier de Paris, qui s'eſt fait un nom célébre dans ſa profeſſion, a publié en 1771, ſous l'approbation de l'Académie Royale des Sciences, un Ouvrage dont le titre eſt *l'Art du Coutelier.* La ſeconde partie, la plus étendue & la plus ſavante, eſt entièrement relative à la Chirurgie ; l'Auteur y donne des preuves d'une intelligence peu commune ; il s'élève au-deſſus du ſimple Artiſte, par des réflexions qui feroient honneur à l'homme le plus éclairé ſur cet objet. « Après avoir rempli, dit-il dans un Avant-propos, ma tâche comme Coutelier, avoir conſigné dans cet Ouvrage les diverſes pratiques que j'ai acquiſes, pendant trente années, dans l'exercice continuel de mon état, avoir procuré au Public la collection d'Inſtrumens de Chirurgie la plus ample qui ait jamais paru ; j'ouvre un champ vaſte, préparé à grands frais, qui n'attend plus qu'une main conſommée dans l'exercice de la Chirurgie opératoire, pour en faire ſortir les diverſes pratiques ſous des points de vue relatifs à l'état actuel de la Chirurgie Françoiſe, & à celui de la Chirurgie du reſte de l'Europe. Je crois, continue M. Perret, pouvoir me flatter que par les ſoins que je me ſuis donnés, j'aurai facilité les moyens d'exécuter cette entrepriſe ſi néceſſaire & ſi deſirée. C'eſt-là qu'on indiquera quels ſont les Inſtrumens uſités, ceux qui ne le ſont point, les raiſons qui ont fait recourir aux uns & négliger les autres ; que l'on enſeignera la manière de ſe ſervir de ceux qui ſont en uſage ; ce qu'il conviendroit d'y ajouter pour les porter à une plus grande perfection ; les changemens qu'ils demandent pour ſatisfaire aux cas particuliers les plus connus ; que l'on déterminera leur forme préciſe, leurs dimenſions, *ſur pluſieurs deſquels tout eſt encore livré à l'arbitraire.*» M. Perret finit par dire qu'il deſire cette réforme. Elle ſera très-avantageuſe, ſans doute ; car ſa collection préſente plus de ſept cent Inſtrumens : malgré cette ſurabondance, elle ne doit pas être jugée inutile, car il eſt bon de connoître en toutes choſes les écarts de l'eſprit-humain : c'eſt, comme l'a dit un Philoſophe, un indice au Voyageur pour ne pas s'égarer.

On doit aux ſoins de M. Brambilla, premier Chirurgien de Sa Majeſté Impériale & de ſes Armées, un Ouvrage ſur la Matière Inſtrumentale, fort étendu, quoiqu'un choix judicieux ait préſidé à la collection. Ce Livre, grand *in-folio*, a d'abord été publié en Allemand ; on l'a rendu d'une utilité plus générale, par une édition Latine en 1780. Les Inſtrumens de Chirurgie y ſont gravés, en ſoixante-ſept planches, dans leurs vraies dimenſions, & ſous différentes faces & décompoſitions, pour en faire connoître toutes les parties. Ils exiſtent dans un des Cabinets de l'École de Chirurgie à Vienne, & ont été conſtruits aux frais de Sa Majeſté Impériale, par d'habiles Ouvriers de ſa Capitale, ou achetés en Italie, en France & en Angleterre. Parfaitement inſtruit de l'hiſtoire de l'Art depuis ſon origine, M. Brambilla en fait obſerver les progrès ſucceſſifs dans les procédés opératoires; & à la lumière d'une ſaine critique, on découvre le vice de pluſieurs Inſtrumens trop eſtimés, & admis ſans examen ſur la foi de leurs Auteurs.

Cet Ouvrage eſt dédié à Sa Majeſté Impériale, JOSEPH SECOND, qui vient d'établir une École de Chirurgie, avec la munificence digne d'un ſi grand Prince, & de l'importance bien ſentie de l'Art qu'il protége & fait naître dans ſes États. Père de ſes Peuples & de ſes Armées, il réunit tous les genres de gloire qui ont immortaliſé les Héros de ſa race. Le bonheur de ſes Sujets l'occupe uniquement : c'eſt ſur-tout dans les Hôpitaux des Armées, que ſon amour pour l'humanité a paru avec le plus d'éclat, lorſqu'il conſoloit, par des paroles affectueuſes & par ſes largeſſes, les braves Soldats qu'il avoit conduits avec tant d'intrépidité aux Champs de la Victoire, & dont le ſang avoit arroſé ſes lauriers. M. Brambilla expoſe dans une Préface la nature & les avantages des établiſſemens dûs à la bienfaiſance de ſon auguſte Maître, & ſi favorables au progrès de la Chirurgie. Nous ne pouvons plus nous honorer que du droit d'aîneſſe ; c'eſt un motif pour nous de redoubler de zèle, afin de ne pas perdre les avantages de ce droit avec des émules auxquels nous avons eu le bonheur de ſervir de modèles.

Les Sujets que l'Académie propoſera, doivent néceſſairement conduire à perfectionner les opérations, qui ſont toujours la dernière reſſource du Chirurgien éclairé ; mais reſſource ſouvent indiſpenſable à la conſervation de la vie, & au rétabliſſement de la ſanté. Ainſi l'Art ne peut que gagner aux remarques ſur les procédés opératoires, dans l'expoſition de la méthode de ſe ſervir des Inſtrumens même les plus connus, & de l'uſage le plus familier. C'eſt peut-être l'unique moyen de parvenir à éviter la mal-adreſſe, & à donner, à l'aide de la Science, un code & des règles à la dextérité.

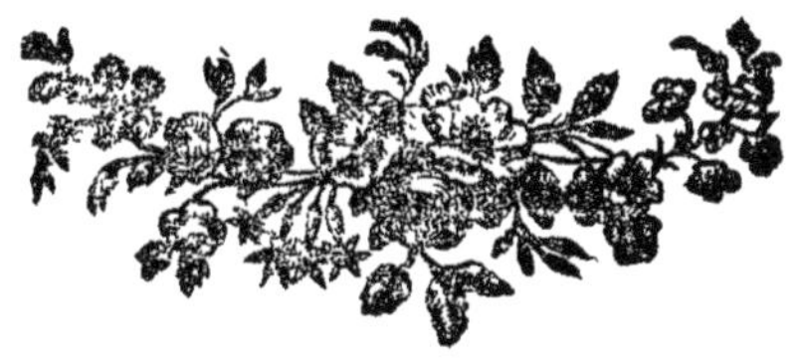

MÉMOIRE

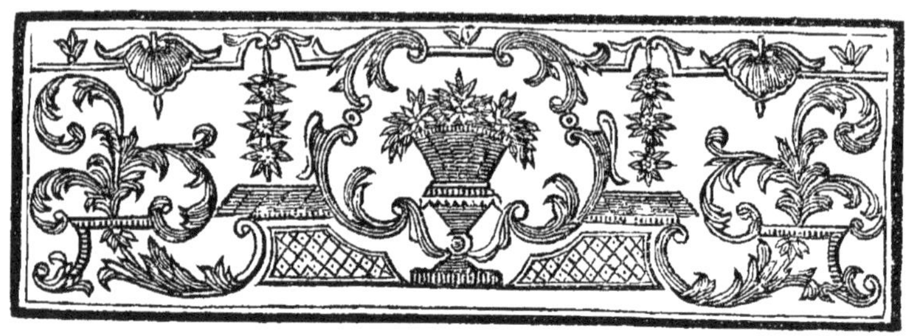

MÉMOIRE

SUR LES STYLETS OU SONDES SOLIDES, ET SUR LES SONDES CANNELÉES;

Couronné par l'Académie Royale de Chirurgie en 1784.

> *. . . materiæ tanta abundat copia,*
> *Labori faber ut desit, non fabro labor.*
> PHÆDR. FABUL. Lib. 3°.

L'HISTOIRE de l'Académie Royale de Chirurgie, nous apprend dans l'Éloge du célèbre Petit, que ce grand Maître, pour ranimer les études languissantes, & rappeler les Élèves dans les Écoles, imagina de donner des leçons publiques qui avoient pour objet les Instrumens de Chirurgie. Il ne ne se borna point, dit-on, à les faire voir, & à exposer les usages auxquels ils étoient destinés. Il fit sentir les inconvéniens qui résultoient de certaines constructions, donna des vues pour la perfection de plusieurs autres ; rendit ses démonstrations intéressantes, par l'explication de la manière dont on devoit se servir des Instrumens dans les diverses opérations, & il se faisoit un devoir de citer, à leur sujet, les faits intéressans qu'il avoit observés dans le cours de sa pratique.

C'est sans doute dans le même esprit en faveur des progrès de l'Art, que l'Académie, pour commencer un nouveau Code de Chirurgie sur une matière aussi importante que le sont les Instrumens, propose le sujet suivant:

Déterminer les différentes constructions des Stylets ou Sondes solides, & des Sondes cannelées ; quels sont les cas où elles doivent être admises suivant leurs formes particulières, & quelle est la méthode d'en faire usage.

Ces questions, si simples en apparence, présentent à l'examen approfondi, d'après les vues que l'Académie a exposées dans son Programme, un sujet très-difficile à bien traiter, & qui justifie ma devise : *la matière est si riche & si abondante, que l'ouvrier manquera plutôt à l'ouvrage, que l'ouvrage à l'ouvrier.* Quelles sont en effet nos ressources pour satisfaire une Compagnie savante sur les points à discuter? La lecture des Ouvrages des grands Maîtres, l'assiduité & l'application aux leçons des habiles Professeurs : ces avantages, dont tous ceux qui cultivent notre Art avec le plus de zèle ne sont pas à portée de jouir, ont guidé M. de Garengeot dans la même carrière qui s'ouvre aujourd'hui à l'émulation. Les Approbateurs de son Traité des Instrumens de Chirurgie les plus utiles (MM. Petit & Malaval) disent que cet Auteur connoît à fond la matière Instrumentale, qu'il a ſu profiter des diſſertations publiques qui ſe font journellement dans l'Amphithéâtre des Écoles de Chirurgie, rendre juſtice aux habiles Maîtres, placer à propos ſes réflexions, & les enrichir ſouvent de preuves Géométriques, qui donnent beaucoup de force à ſes raiſonnemens, & font mieux comprendre la mécanique des Inſtrumens qu'il décrit.

Par cette expoſition, mon deſſein a été de faire voir à mes Juges que je connois toute l'étendue du ſujet que j'ai à traiter, & d'avoir un motif pour implorer leur indulgence. Un jugement auſſi flatteur que celui qu'a obtenu M. de Garengeot en 1723, ne peut être porté, ſoixante ans après, que ſur une production diſtinguée, par rapport aux grands progrès que la Chirurgie a faits depuis cette époque ; & je n'ai pas la témérité d'y prétendre par un ſimple eſſai, le ſujet me paroiſſant au-deſſus de mes forces.

Je diviſerai ce Mémoire en deux parties ; dans la première, je traiterai des Stylets ou Sondes ſolides. Les Sondes cannelées ſeront l'objet de la ſeconde partie.

Dans ces deux claſſes il y a des Inſtrumens communs à pluſieurs cas ; d'autres ſont ſpécialement deſtinés à des opérations particulières ; il faudra également faire connoître la matière, la conſtruction, les uſages, & la méthode d'employer ces divers Inſtrumens. Il y en a de mixtes, c'eſt-à-dire, qui appartiennent aux deux claſſes ; nous examinerons ſi les vues qui, pour diminuer la multiplicité des Inſtrumens, ont porté à réunir dans un ſeul la Sonde ſolide & la cannelée, ont été ingénieuſes ou erronées. J'entre en matière.

PREMIÈRE PARTIE.

Des Stylets & Sondes solides.

La Sonde, ſuivant la deſcription des meilleurs Auteurs, peut être définie une petite verge de fer, d'acier, d'argent, ou de toute autre matière convenable, que l'on introduit dans les plaies & les ulcères pour connoître leur profondeur, leur direction, l'état des parties intéreſſées, l'exiſtence & la qualité des corps étrangers, & autres circonſtances qui ne peuvent être ſoumiſes à l'œil & au tact. Le mot latin exprime d'une manière préciſe l'utilité des Sondes, *Stylus exploratorius.*

L'argent eſt la matière qu'on emploie le plus communément à la conſtruction des Sondes ; & l'Art de l'Orfévre donne aux Sondes la ſolidité & le degré de flexibilité qu'on deſire. Les Sondes de plomb, que l'on préféreroit à raiſon de cette dernière propriété, n'entrent pas ordinairement dans l'étui portatif, & ſont réſervées pour des circonſtances particulières. Les bougies emplaſtiques, telles qu'on s'en ſert pour les maladies du canal de l'urètre, & les cordes à boyaux, peuvent être utilement introduites dans les ſinus fiſtuleux, pour faire connoître, par un uſage ſuivi, la direction & l'étendue des clapiers. On fait auſſi des Sondes de baleine ; *Ranbi*, dans ſon Traité des plaies d'armes à feu, les a particulièrement recommandées.

La Sonde a dû être un des premiers inſtrumens dont on ſe ſoit ſervi dès la naiſſance de l'Art. La raiſon commune, antérieure aux préceptes, indique autant l'extraction des corps étrangers que la compreſſion d'une plaie afin d'en arrêter l'hémorrhagie. Pour ſe déterminer à tirer un corps étranger du fond d'une plaie, où il étoit la cauſe d'une foule d'accidens, il a bien fallu en connoître l'exiſtence ; & l'uſage d'une Sonde ſe préſente tout naturellement pour parvenir à cette connoiſſance préalable.

Celſe parle des Sondes en pluſieurs occaſions, & ſur-tout liv. 5, chap. 28 des fiſtules, & liv. 7, chap. 4, auſſi des fiſtules. Paul d'Egine en admet de ſolides & de flexibles. Celles dont parle Albucaſis ſont munies d'un manche à peu-près comme nos trois-quarts : aucun Auteur, que je ſache, n'a copié cette conſtruction, inutile & incommode. Les noms arabes qu'Albucaſis donne, tant aux diverſes eſpèces de Sondes, qu'aux matières dont elles doivent être formées, ſont inintelligibles pour nous. Il y en a de trois eſpèces ; ſavoir, une grande, une moyenne & une petite ; elles ſont propres à l'examen des plaies, des fiſtules, des ſinus & des corps qui s'y trouvent, comme os, &c Il faut, dit-il, les faire rondes, unies, polies, comme de groſſes aiguilles à coudre ; elles doivent être de cuivre ou d'argent ; mais les meilleures ſont celles qu'on conſtruit en *Isbadowiach.* Quelquefois, ajoute-t-il, elles ſont de plomb, & celles-ci conviennent à l'examen des fiſtules.

Parmi les modernes, *Scultet* s'eſt fait une grande réputation par ſon *Armamentarium Chirurgicum.* Il décrit deux Sondes, l'une d'argent, aſſez ſouple pour qu'on la puiſſe courber au beſoin ; l'extrémité propre à être introduite pour faire des recherches ſur l'état des plaies & des fiſtules, a un petit bouton rond & poli ; l'autre extrémité, platte, eſt une eſpèce de petite Spatule : une ſeconde Sonde ſemblable ſe termine, au lieu de bouton, par une vis qu'on entoure de coton, pour absforber le pus qui séjourneroit dans le fond des plaies, des ulcères, & sur-tout des fistules. La Chirurgie a des moyens plus convenables pour nétoyer le fond des ulcères des matières qui pourroient y croupir : une injection détersive & appropriée à l'état des chairs, au vice humoral, &c. seroit d'un usage plus méthodique, qu'une Sonde armée de quelques brins de charpie autour du bout en vis. Cet instrument se trouve dans l'Arsenal de M. Brambilla, fig. 19, planche première ; & l'extrémité opposée qui sert de manche, est une plaque en cœur, fendue pour contenir le filet de la langue, dans l'opération où il faut le couper.

Garengeot entre dans un détail utile sur la construction des Sondes solides : leur figure la plus régulière, dit-il, est d'avoir cinq pouces quatre ou cinq lignes de long, d'imiter en grosseur les aiguilles dont les femmes se servent pour tricoter, d'être exactement rondes & polies dans toute leur longueur, d'avoir une de leur extrémité en figure de poire ou d'olive, & l'autre d'une pointe mousse, pour découvrir des sinus dans les os ou les fractures.

Le progrès de l'Art engagera à faire sur les descriptions des Auteurs, les remarques qui pourront manifester ou des perfections acquises ou des erreurs à réformer. Les aiguilles à tricoter que Garengeot donne pour modèles, n'ont pas un volume déterminé ; il y en a de grosses, de moyennes & de fines ; aussi le Chirurgien qui a des sinus de différens diamètres à sonder, doit-il être muni de Sondes boutonnées de différens calibres. La même verge peut être plus grosse par un bout que par l'autre ; j'ai vu assez ordinairement que les étuis composés avec intelligence, avoient au moins deux

Sondes qui donnoient chacune deux boutons gradués pour les différens cas : on pourroit en ſupprimer un pour terminer la Sonde en pointe mouſſe, ſuivant l'intention de Garengeot ; nous en verrons l'uſage dans l'examen des cas particuliers : on a encore une Sonde plus fine, auſſi boutonnée, pour l'examen des ſinus les plus étroits, comme il s'en rencontre ſouvent aux fiſtules à l'anus.

La Sonde à ſéton doit avoir la même longueur, d'environ ſix pouces, boutonnée par l'une de ſes extrémités pour les uſages communs, & l'autre doit avoir une ouverture ſonguette comme le chas des aiguilles, ayant comme lui deux petites cannelures, pour que le bout de la mèche puiſſe y être logé, ſans augmenter inégalement le volume du corps qui doit franchir le trajet des parties d'une plaie à l'autre.

Les remarques à faire ſur cet Inſtrument ſont eſſentielles à ſa perfection. M. Perret, très-habile Artiſte, qui a travaillé utilement dans ſon Art du Coutelier-Expert en Inſtrumens de Chirurgie, dit, en parlant des Sondes pleines & des Stylets, que le Chirurgien, pour s'aſſurer de la profondeur des plaies, ſe ſert d'une Sonde *briſée*, ainſi dite, parce qu'elle ſe briſe dans le milieu & ſe démonte à vis pour réduire ſa longueur d'un pied à ſix pouces, & la rendre portative ; un bout a la forme d'une olive, & ſert à ſonder ; l'autre eſt applati, a une ouverture, ou œil, ou fenêtre, afin d'y pouvoir paſſer un ſéton ou une mèche.

Je ne crois pas qu'aucun Chirurgien ait rencontré dans ſa pratique l'occaſion de ſe ſervir d'une Sonde longue d'un pied ; celle ci, deſtinée ſpécialement à paſſer un ſéton, eſt inutile ; car, dans aucun cas, il ne peut y avoir de l'entrée d'une plaie à ſa ſortie un pied de diſtance, ſans la néceſſité au moins d'une contre-ouverture intermédiaire. Le pont qui exigeroit de placer une bandelette effilée, improprement appelée mèche, (mot qui a fait admettre mal-à-propos une méche de coton dans l'uſage vulgaire des ſétons fonticulaires) ce pont, dis-je, ne peut avoir un pied de longueur dans aucun cas ; ainſi la Sonde de ſix pouces de longueur eſt ſuffiſante : la conſtruction de l'œil eſt très-défectueuſe dans les planches de M. Perret; l'ouverture eſt trop large, & les bords, au lieu d'être plats, doivent être arrondis ; la continuité de la Sonde au-deſſus des ouvertures, doit être cannelée. *L'inſtrumentarium* de M. Brambilla donne la figure de la Sonde briſée qui a l'œil ou chas de la conſtruction correcte que nous indiquons.

J'ai vu dans l'étui de pluſieurs anciens Chirurgiens de Province, Praticiens employés qui s'étoient munis d'Inſtrumens à Paris, il y a ſoixante ans, un peu plus ou un peu moins, un Inſtrument mixte, de ſix pouces de long, dont la moitié étoit une Sonde pleine & boutonnée, l'autre bout une Sonde cannelée, & au milieu, en partie ſur l'une & ſur l'autre conſtruction, il y avoit un œil ou chas propre à paſſer une anſe de ſoie ou pluſieurs fils pour conduire la bandelette d'un ſéton. Cette conſtruction eſt vicieuſe, & elle le ſeroit d'autant plus que le Stylet ſeroit plus fin : c'eſt le jugement qu'il me ſemble qu'on doit porter du Stylet gravé, fig. 29, de la planche 86 du traité de M. Perret. Elle repréſente, dit-il, le Stylet à panaris & à deux fins : il eſt olivaire par un bout, qui ſert de petite Sonde, & l'autre bout eſt cannelé, pour faire l'office de la Sonde creuſe. Le vice de cette conſtruction auroit dû frapper l'habile Artiſte, qui ſait que la Sonde creuſe, directrice des Inſtrumens qui diviſent divifent la continuité des parties, doit être terminée par une platine fervant à tenir avec fermeté la Sonde pendant qu'on opère.

Parmi les Sondes pleines, on ne doit pas oublier celle d'acier, deftinée à découvrir la carie des dents : elle eft décrite dans Garengeot & dans tous les Ouvrages deftinés à la Chirurgie de la bouche.

On parlera en leur lieu des Stylets d'Anel pour fonder les points lacrymaux, & de celui de M. Mejean pour déboucher le canal nafal & paffer un féton dans le trajet des voies lacrymales.

L'examen des plaies d'Armes à feu exige une Sonde armée d'un bouton de la groffeur du bout du petit doigt, afin de n'être pas expofé à faire de fauffes routes en cherchant le trajet d'une balle dont la direction n'eft pas toujours en ligne droite : &, comme M. Levacher l'a dit dans le quatrième tome des Mémoires de l'Académie de Chirurgie, la balle, quoique mue par une impulfion direĉte, parcourt l'épaiffeur des parties en abandonnant cette ligne droite, à raifon de la réfiftance différente des parties qu'elle traverfe, & qui change fa direction ; c'eft pourquoi le Stylet qui porte le gros bouton doit être d'argent recuit, & flexible pour fe prêter au contour du trajet que le corps étranger a parcouru.

Je terminerai ces généralités par la méthode de fe fervir des Sondes pleines ou Stylets dans les cas communs.

Quoique la manière de fe fervir des Sondes foit différente, fuivant la diverfité des cas où leur introduction eft néceffaire, il y a cependant des préceptes généraux qui peuvent éclairer fur l'ufage méthodique de ces Inftrumens.

Nous l'avons déjà dit, cet ufage n'a lieu pour l'ordinaire que quand la vue ou le tact ne peuvent nous inftruire de l'étendue & de la profondeur des plaies & des ulcères, de l'état des parties qui forment les parois de leur cavité, de la préfence des corps étrangers, &c. Mais avant de fe fervir de la Sonde, le Chirurgien intelligent doit trouver, par l'examen de la partie, des notions capables de le guider dans cette opération. La nature & la quantité des matières que fourniffent les parois de la plaie ou de l'ulcère, ou qu'une compreffion prudemment faite par le tact en fait fortir, les fluides auxquels ces folutions de continuité donnent paffage & qui ne peuvent venir que d'un organe fecrétoire dont l'Anatomie indique la pofition; & plufieurs autres circonftances font connoître quelle eft la direction des finus & conféquemment dans quelle direction il faut porter la Sonde. Ce que M. Garengeot a dit à ce fujet eft fort imparfait. » Cet Inftrument, » felon lui, doit être tenu par le milieu de fon corps » avec le pouce, le doigt indice & celui du milieu, » de la même manière qu'on tient une plume à écrire; » on pofe enfuite le pouce & le doigt du milieu de » l'autre main aux parties latérales de la plaie pour » en dilater les lèvres, s'il eft befoin, ou pour aider à » conduire le Stylet ou la Sonde : on introduit enfuite » l'extrémité fabriquée en poire ou en olive dans la plaie, » & on la pouffe légèrement de tous les côtés, pour » découvrir les particularités dont on cherche à s'inf- » truire. «

Ces recherches de tous les côtés pourroient être fâcheufes; le tâtonnement eft inutile fi le Chirurgien a bien examiné préliminairement les circonſtances dont il vient d'être fait mention. Garengeot ne décrit qu'une manière de tenir la Sonde ; mais les ſinus étant ſuperficiels ou profonds, ayant des directions perpendiculaires, tranſverſales ou obliques vers la partie ſupérieure ou vers l'inférieure, les Sondes & les Stylets doivent ſouvent être tenus dans d'autres directions qu'une plume à écrire. Il me ſemble que c'eſt au pouce & à l'indicateur de la main qui ne tient pas la Sonde, à écarter les lèvres de la plaie, & à faciliter l'introduction de l'Inſtrument, plutôt qu'au pouce & au doigt du milieu ; car dans ce dernier cas, le doigt indicateur peut gêner en quelques occaſions, & eſt toujours élevé intermédiairement ſans grace & ſans utilité.

Les indications curatives ne peuvent être rationelles que d'après les lumières du diagnoſtic ; nous trouverons les meilleurs préceptes ſur l'introduction des Sondes & des Stylets, dans l'expoſition des ſignes des maladies où l'uſage de la Sonde eſt le plus fréquent. On conçoit qu'il s'agit principalement des fiſtules. Voyons donc quelle a été la doctrine des Anciens & des Modernes ſur le ſujet que nous avons à expliquer.

On recommande en général de ſonder les fiſtules, les ulcères profonds ; mais une condition préalable pour y réuſſir, eſt de mettre le malade & la partie dans une ſituation favorable au ſuccès de l'opération. C'eſt une attention eſſentielle dont la plupart des livres élémentaires ne font pas mention, & qui n'avoit pas échappé à *Celſe*. Il enſeigne qu'en faiſant pencher différemment le corps, on vient à bout de ſonder des fiſtules dont on ignoroit la profondeur, & qu'en faiſant coucher le malade tantôt d'une façon, tantôt d'une autre, le pus qui avoit cessé de couler, recommençoit à le faire, & faisoit découvrir quelqu'autre sinus.

Paul d'Égine a traité les fistules en général d'une manière qui fait honneur à ses connoissances; il recommande (1) de sonder celles dont le trajet est droit, avec un Stylet qu'il nomme *coparium*; & si ce trajet est oblique, avec une Sonde flexible appelée *dypirenum*, dont les deux extrémités sont terminées par un bouton : cette Sonde étoit d'étain ou de cuivre.

Albucasis, dans la Traduction latine, sect. 46 *de formis Instrumentorum*, dit que la matière des Sondes est le fer & le cuivre; qu'il faut aussi en avoir de plomb, & que celles-ci conviennent à l'examen des fistules dont le trajet est tortueux, parce que leur flexibilité permet qu'elles se conforment à ses inflexions. Il y en a de trois espèces, de longues, de moyennes & de petites, dont la grosseur doit varier aussi suivant la fistule.

Au livre des fistules, chapitre 22, *Ambroise Paré* conseille l'usage de la Sonde de plomb & la bougie de cire; & par icelles, dit-il, on cognoistra la profondeur & anfractuosités. Il ne s'étend pas autant qu'Albucasis sur la préférence dûe à la Sonde de plomb. Il trouvoit ce métal fort doux & fort flexible; il se modèle à la tortuosité de la fistule; & si elle a plusieurs orifices, il ne seroit pas possible d'en faire l'examen avec un autre Stylet.

---

(1) Lib. VI, cap. 77.

Les Chirurgiens plus modernes n'ont guère ajouté aux connoiſſances que leurs prédéceſſeurs leur avoient tranſmiſes ſur l'uſage des Sondes. « Nous ſaurons, dit Barbette (1), juſqu'où s'étend une fiſtule dont la direction eſt droite, en y introduiſant un Stylet; mais lorſque le ſinus eſt oblique, nous nous ſervons, au lieu de Stylet, d'une bougie très-fine. Lorſque la fiſtule pénètre juſqu'aux os, le Stylet eſt beaucoup plus avantageux; mais la bougie vaut mieux ſi la fiſtule pénètre dans les chairs & les parties ſenſibles, ſi elle ne s'étend pas au-delà des chairs, ſon fond eſt mou, & il s'en écoule du pus blanc, uniforme & en grande quantité. Lorſqu'on pouſſe le Stylet juſqu'au fond de la fiſtule, s'il vient à toucher un nerf, il ſuſcite une grande douleur, & le pus qui en ſort eſt gras & huileux, mais en plus petite quantité; & la partie où eſt le ſiége de la maladie jouit à peine de ſes fonctions: que ſi la fiſtule pénètre juſqu'à un os, on ſent quelque choſe de dur avec le bout du Stylet: il y a même de la douleur lorſque le perioſte n'eſt pas détruit. »

Platner dit qu'on peut ſavoir juſqu'où s'étend une fiſtule, & quelle eſt ſa profondeur, ſi on y introduit une Sonde. Mais il eſt néceſſaire, ſi la fiſtule pénètre dans la graiſſe & les chairs, que tous les muſcles ſoient dans le relâchement, parce qu'en ſe contractant, ils compriment les ſinus, & empêchent qu'on ne puiſſe y introduire la Sonde. Comme ſouvent il s'y trouve auſſi différentes in-

(1) Pauli Barbette, Oper. omnia Medic. Chirurgica, de fiſtulis, cap. 5.

flexions, que le Chirurgien ne peut pas toutes trouver d'abord avec le Stylet, il eſt bon, tandis qu'il l'introduit, que le malade ſoit placé tantôt d'une façon, tantôt d'une autre (1). Lorſqu'il y aura pluſieurs ſinus, ſoit qu'ils ſe communiquent, ou non, & que la fiſtule pénètre bien avant & forme pluſieurs inflexions, il ſera bien difficile, pour ne pas dire impoſſible, d'introduire le Stylet, fût-il de plomb ou d'étain. Bien plus, je ne crois pas que la bougie fût d'une plus grande utilité en pareille circonſtance, quand bien même on obſerveroit ſtrictement ce que dit Platner & tous ceux qui ont donné les mêmes préceptes. Au ſurplus, à quoi bon, dans une telle complication, fatiguer le malade par une opération dont le but eſt de s'aſſurer ſeulement de l'état des choſes? Puiſque tous les Praticiens conviennent qu'une fiſtule de cette nature n'admet qu'un traitement palliatif, on ne doit pas rechercher, avec une exactitude outrée, quel eſt le nombre, la direction & la profondeur des ſinus. Platner, en nous diſant qu'au moyen de la Sonde, on peut ſavoir juſqu'où aura pénétré la fiſtule, ne nous indique pas la Sonde dont on doit ſe ſervir : il eſt ſurprenant qu'ayant auſſi exactement copié les Auteurs qui l'ont précédé, il n'ait pas parlé du Stylet de plomb, ni de la bougie.

Pour découvrir ſi un os eſt carié, il faut ſe ſervir d'un Stylet différent, en raiſon de l'os affecté, en raiſon même de la partie de l'os. En général, l'extrémité du Stylet ne doit être ni trop mouſſe, ni trop aiguë. Trop mouſſe, on

(1) Platner, §. 946.

ſentiroit moins facilement les aſpérités de l'os carié ; rop aiguë, elle pourroit faire croire qu'il y a carie, tandis qu'il n'en exiſteroit pas, la pointe s'arrêtant facilement, ſur-tout ſur une partie ſpongieuſe, comme aux extrémités des os longs, à l'apophyſe maſtoïde, &c. &c. On aura auſſi l'attention de ne pas ſe ſervir d'une Sonde boutonnée, attendu qu'il ſeroit bien difficile de découvrir la carie, pouvant gliſſer ſur l'os même carié. Si c'eſt à un os qui offre beaucoup de ſurface, comme les pariétaux, on ſe ſervira d'un Stylet aſſez gros ; mais ſi c'eſt à un os de peu d'étendue, ou dont la ſurface ſoit naturellement très-unie, comme les os unguis, il faudra avoir l'attention de ſe ſervir d'un Stylet délié, dont l'extrémité ſoit plutôt aiguë que mouſſe. Pour avoir été trop négligent dans le choix des Stylets, on a cru quelquefois trouver un os carié qui ne l'étoit pas ; d'autres fois, au contraire, on n'appercevoit pas une carie qui exiſtoit réellement. Fab. d'Aquapendente dit, en parlant de la fiſtule qui s'étend juſqu'à l'os, qu'on la connoît lorſqu'on touche quelque choſe de dur & de rénitent, où l'on n'excite pas de la douleur ; & que ſi on trouve encore l'os uni, il eſt au moins expoſé à la carie ; ſi au contraire on le trouve inégal, il eſt, ſuivant lui, tout carié ; ſi la Sonde gliſſe, l'os ſe trouvant uni & poli, il n'y a pas de carie.

Ce que je viens de rapporter eſt trop général pour qu'on puiſſe le regarder comme un précepte, ou, pour mieux dire, comme un avertiſſement d'après lequel on peut porter un jugement certain ſur l'état actuel de l'os. J'ai cru y devoir donner de l'extenſion, & particulariſer les circonſtances qui demandent des attentions dans le choix des Sondes ; & c'eſt en ſe ſervant d'un Stylet convenable, qu'on peut éviter ces mépriſes fort déſagréables pour le Chirurgien, & déſavantageuſes pour le malade. Fab. d'Aquap. a copié Celſe mot à mot ; on va en juger par ce qui ſuit. Ce dernier, en nous donnant les ſignes qu'on peut tirer de la Sonde, qui nous font connoître que les fiſtules ſont accompagnées de carie, dit : » On » peut même, au moyen de la Sonde, aſſurer ſi l'os eſt » altéré, ou ne l'eſt pas ; ſi la fiſtule y eſt déjà parvenue, » quelle eſt l'altération qu'elle y a cauſée ; car ſi ce qu'on » touche avec le bout du Stylet eſt mou, le vice eſt en- » core dans les chairs ; s'il gliſſe ſur l'os, celui-ci n'eſt » pas encore carié ; s'il s'arrête à l'endroit où on l'appuie, » il y a carie : à la vérité, elle eſt encore légère ; ſi l'os » eſt inégal & raboteux, il eſt fort carié (1). « Paul Barbette dit exactement la même choſe. Ce ſont bien-là les ſignes qu'on peut appercevoir en ſondant les fiſtules avec carie ; mais cela n'eſt pas aſſez exact pour qu'on puiſſe regarder ces obſervations comme certaines & invariables. Il faut faire attention qu'une Sonde peut & doit néceſſairement faire prendre le change, ſur-tout ſi elle n'eſt pas convenable à la circonſtance particulière. » Si ce qu'on » touche avec le bout du Stylet eſt mou, le vice eſt encore » dans les chairs. « Ce paſſage peut très-bien induire en erreur quiconque ne ſait pas que ſouvent, pour ne pas dire toujours, les ulcères & fiſtules avec altération à l'os,

(1) Corn. Celſ. de fiſtulis.

ſont

ſont accompagnés de chairs baveuſes, qui en rempliſſent quelquefois toute la cavité ; ſi dans ce cas on ne fait pas parvenir la Sonde aſſez avant, c'eſt-à-dire, ſi on ne la pouſſe pas juſqu'à l'os, on pourra croire que le mal a ſon ſiége ſeulement dans les chairs ; car pour lors on ne doit ſentir rien de dur. On ſait qu'il y a d'autres ſignes que la Sonde qui nous font juger de l'état de l'os, comme la lividité de l'ulcère, le pus ſéreux & jaunâtre qui s'en écoule, ſa mauvaiſe odeur, ſon abondance en raiſon de la grandeur de l'ulcère qui ne devroit pas en tant fournir. Mais on ne peut jamais en être auſſi certain qu'en faiſant les recherches néceſſaires avec le Stylet propre à cette opération.

Des faits de pratique particuliers n'ajouteroient rien à la ſolidité des principes que nous avons recueillis, parce que tout ce qui a été dit au ſujet des Sondes eſt le fruit de l'expérience des plus grands Maîtres, dont la doctrine, miſe en parallèle ſur les points dont il s'agit, montre également & la diverſité des inſtrumens qu'il faut conſerver, & les cas où ils conviennent. La manière de s'en ſervir a été expoſée dans les préceptes généraux, relatifs à leur uſage ; cependant, pour rendre plus inſtructif ce que j'ai dit ſur la carie, je crois devoir puiſer dans les Œuvres poſthumes de M. Petit, un exemple qui démontrera avec quelle intelligence la main doit être dirigée dans l'emploi des Inſtrumens dont il s'agit. J'en abrégerai le récit pour me renfermer dans mon objet (1). On pan-

(1) Tom. 2, chap. des ulcères.

ſoit depuis dix-huit mois un garçon de quinze ans, d'un ulcère avec carie à la jambe. L'os découvert à pluſieurs fois, ſe recouvroit bientôt de mauvaiſes chairs. On trouva un jour dans l'appareil plus de pus qu'à l'ordinaire, & on jugea par ſa fétidité qu'il avoit ſéjourné, & que ce pouvoit être un ſecond abſcès, dont la matière s'étoit fait jour. M. Petit chercha inutilement avec le Stylet le foyer de cette purulence. Ne pouvant le découvrir, & croyant que les mauvaiſes chairs en étoient cauſe, il les coupa, rugina l'os & le mit à nud : malgré cela le foyer ne fut pas encore découvert; mais le lendemain l'appareil inondé de matière purulente, fut une dernière preuve que cette matière ſéjournoit dans un lieu juſqu'alors inconnu au Chirurgien qui avoit panſé le malade. Par ſes recherches, M. Petit découvrit un pertuis, dans lequel il conduiſit un Stylet juſques dans le canal de la moëlle, & dans l'inſtant il ſortit de la ſanie ; M. Petit y porta une Sonde plus groſſe que le Stylet; il ſortit encore de la ſanie. Il n'y eut plus de doute que ce fluide, retenu dans le canal médullaire, ne fût la cauſe de la fièvre lente que le malade avoit depuis long-temps. Pluſieurs couronnes de trépan mirent le foyer à découvert, & des panſemens méthodiques ſauvèrent la vie & conſervèrent la jambe.

Les plaies récentes ſont peu ſuſceptibles d'être ſondées, la vue & le tact en font facilement connoître l'étendue, à moins qu'elles ne ſoient faites par un inſtrument poignant; & dans ce cas-là même, la repréſentation de l'inſtrument qui a bleſſé, & les ſignes rationels diſpenſent fort ſouvent de l'introduction de la Sonde, par laquelle on fatigueroit les parois de la plaie, l'on pouroit exciter de la douleur, renouveler une hémorrhagie, &c. Ces vues générales ne peuvent ſervir qu'à nous rendre réſervés dans l'uſage de cet Inſtrument, mais ne peuvent faire prononcer ſa proſcription. Parcourons rapidement ce que les meilleurs Auteurs ont dit ſur cette matière, concernant les plaies de la tête, de la poitrine & du basventre.

Uſage de [...] dans les pla[...] tête.

Les fractures du crâne ſe préſentent ſouvent ſous l'apparence d'une fente capillaire, & il eſt de la plus grande importance de ne s'y pas méprendre. Preſque tous les Auteurs ont copié *Celſe*, qui dit (1) que le moyen le plus certain de s'aſſurer des fractures, eſt d'introduire dans la plaie un Stylet ni trop délié, ni trop aigu, de peur que, s'arrêtant à quelques ſinus naturels, il ne faſſe croire que l'os eſt fracturé; ni trop gros, de peur qu'il ne puiſſe pas rencontrer les petites fentes. Lorſqu'il ſera parvenu juſqu'à l'os, s'il ne trouve rien que d'uni & de poli, on pourra juger qu'il eſt ſain; ſi on ſent quelque inégalité dans l'endroit où il n'y a pas de ſutures, c'eſt un ſigne que l'os eſt fracturé. On voit par cette reſtriction, que les connoiſſances anatomiques ſervent beaucoup au diſcernement du fait.

Platner, dans ſes inſtitutions de Chirurgie (2), a copié littéralement le précepte de Celſe : Il faut, dit-il, gliſſer doucement le Stylet, de crainte qu'il ne pénètre juſqu'aux meninges, & même juſqu'au cerveau. Mais l'exiſtence de la

(1). Cap. 4, de Calvariâ fractâ, lib. 7.

(2). Parag. 334.

fracture ne seroit pas douteuse si cet accident étoit à craindre, & ce ne seroit pas le cas de se servir d'une Sonde pour la connoître.

Ambroise Paré recommande dans les plaies de tête de se servir de l'*Eprouvette*, c'est le nom qu'il donne à la Sonde pleine, qui ne soit ni trop aiguë, crainte que, rencontrant quelque cavité naturelle de l'os, elle ne donne lieu à une méprise; ni trop grosse, afin qu'elle ne passe pas sur les petites fentes, sans s'arrêter. Ce grand homme n'est ici que le copiste de Celse.

On trouve dans *Dionis* une Sonde particulière pour découvrir les fêlures du crâne; elle est platte, large d'environ deux lignes, & forme un tranchant mousse à son extrémité. Garengeot n'en parle ni dans son Traité des Instrumens, ni dans celui des Opérations, où il ne dit absolument rien du secours qu'on peut tirer de la Sonde pour le diagnostic des fractures du crâne. *Heister* admet la Sonde platte, & lui donne un peu plus de largeur; la figure gravée en rend le bout légèrement convexe. Cet Auteur dit que dans la recherche des fissures du crâne, on peut souvent se servir avec avantage d'une plume taillée en cure-dent. On peut en tirer en effet le même service que de la Sonde platte de Dionis pour découvrir une fente. On sait que dans le doute, & si la Sonde est insuffisante, on a recours à l'encre, dont la fente s'imbibe, & à la rugine pour connoître si effectivement l'encre a été absorbée; mais ces cas sont bien rares.

[…]sage des Sondes […]es dans les […]s de poitrine.

Dans presque tous les Livres de l'Art, on donne le précepte de sonder les plaies de poitrine, pour savoir si elles pénètrent ou si elles ne pénètrent pas dans la cavité. Il seroit inutile de m'étendre pour prouver l'inutilité, la difficulté, & quelquefois le danger de sonder les plaies de poitrine, si tous ceux qui lisent les Auteurs connoissoient ce qui est dit à ce sujet, avec une grande précision, dans le grand Dictionnaire Encyclopédique. » L'impossibilité » d'introduire la Sonde, ne prouve point, dit l'Auteur de » cet Article, que la plaie n'y pénètre pas. La direction » oblique de la plaie, le changement de position des » muscles, le gonflement des lèvres de la plaie, du sang » caillé, un corps étranger, ou quelque partie arrêtée » dans le trajet de la plaie, sont des obstacles à l'intro- » duction de la Sonde. Il faut s'abstenir de sonder les » plaies de poitrine; car la Sonde ne peut découvrir que » la pénétration, sans faire connoître s'il y a quelque » partie lésée. Or, la simple pénétration d'une plaie ne » la rend pas fâcheuse. Le danger des plaies pénétrantes » consiste dans la lésion des parties intérieures, lésion qui » occasionne l'épanchement ou l'inflammation; & ce ne » sont que les symptômes qui nous font connoître ces » accidens. «

C'est aux signes rationels qu'il faut principalement avoir égard; M. de Garengeot l'a bien senti; il dit dans son Traité d'Opérations, » qu'il y a souvent une difficulté très- » grande à connoître d'abord si les plaies de la poitrine » sont pénétrantes ou si elles ne pénètrent pas, & c'est » souvent cette difficulté qui rend par la suite ces plaies » plus fâcheuses, parce qu'on est trop curieux de recher- » cher si elles sont pénétrantes ou non; & c'est la plu- » part du temps cette grande exactitude qui rend les

» plaies de la poitrine très-compliquées, quoiqu'elles ne » fussent auparavant que fort simples. Quelquefois les » plaies paroissent à l'extérieur très-simples & même ne » percer que les tégumens, lorsqu'elles sont fort com- » pliquées, qu'elles pénètrent dans la capacité, & qu'elles » y ouvrent même des vaisseaux considérables. Je suppose, » par exemple, qu'un homme ait reçu un coup de quel- » qu'instrument tranchant, qu'il ait pénétré dans la poi- » trine, & que dans ce temps-là son bras fût élevé; si » dans cette attitude l'instrument avoit percé le muscle » pectoral & fût entré dans la poitrine, lorsque le ma- » lade viendroit à mettre son bras dans une position na- » turelle, le muscle pectoral qui est attaché à l'humerus, » & qui l'avoit suivi lorsqu'il étoit étendu, seroit obligé » de se baisser aussi, & ses fibres cacheroient tellement » l'ouverture de la poitrine, que le Chirurgien ne trou- » veroit qu'une simple ouverture aux tégumens, & trai- » teroit cette plaie comme simple, lorsqu'elle seroit très- » compliquée. « Il finit ses réflexions par dire, comme tout le monde, qu'avant de sonder & examiner ces sortes de plaies, il faut mettre les malades dans la situation où ils étoient lorsqu'ils ont été blessés (1).

Platner, après avoir conseillé de sonder avec un Stylet poli, mousse & gros, met en avant les difficultés qu'on éprouve dans cette opération. Il y a des choses, dit cet Auteur, qui peuvent tromper le Chirurgien; car si la plaie est petite, mais profonde & oblique, le malade

(1). Traité d'Opérat. p. 364.

gros, il peut arriver que, quoiqu'on ne puiſſe pas paſſer le Stylet, & qu'il ne ſorte ni air, ni ſang par la plaie, elle pénètre néanmoins, & que les viſcères intérieurs, les artères & les veines ayent été intéreſſés. Toutes ces difficultés ne l'ont pas empêché de conſeiller l'uſage de la Sonde, auſſi inconſidérément que les Auteurs qui l'ont précédé, & dont il n'eſt que le ſimple Copiſte.

Mais ſi l'on étoit obligé de ſonder une plaie à la poitrine, pour des raiſons qu'il eſt bien difficile d'expoſer, il ſeroit plus avantageux de ſe ſervir d'un Stylet de plomb ou d'une bougie, parce que l'un & l'autre, en ſe modelant à la partie, ſuivront plus facilement la direction de la plaie, ſur-tout la bougie. *Paul Barbette* rapporte qu'un jeune homme reçut un coup d'épée entre la ſixième & la ſeptième côte; la plaie pénétroit dans la cavité de la poitrine, comme le démontroit un petit Stylet qu'on introduiſoit avec douceur. » Le Stylet avec lequel on ſondoit » la plaie n'étoit pas, dit Barbette, de fer, parce que » ce métal, à cauſe de ſa dureté, oppoſe trop de réſiſ» tance aux muſcles, qui quelquefois rempliſſent & bou» chent la cavité de la plaie, lorſque le malade change » de poſition. A la place du Stylet on employoit une bougie, » laquelle, à cauſe de ſa flexibilité, pouvoit nous être plus » utile (1). «

Uſage des dans les pla bas ventre.

Les difficultés qu'on éprouve en voulant ſonder les plaies du bas-ventre, ne ſont pas moindres, qu'en ſondant celles de la poitrine. Les Auteurs qui ont écrit ſur les

(1) Pauli Barbette de vulnere penetrante Thoracem.

plaies, conviennent tous de ces difficultés, & n'en conseillent pas moins l'usage de la Sonde. Les réflexions que j'ai faites, d'après la lecture des différens Traités de Chirurgie, m'ont convaincu de l'inutilité & même du danger de cette pratique, que son ancienneté ne rend pas plus recommandable. Si cependant, comme je l'ai dit dans l'article précédent, on croyoit être obligé, pour des raisons imprévues, d'avoir recours à la Sonde, il faudroit, comme dans tout autre cas, faire choix d'un Instrument convenable. Suivant Platner, la Sonde ne doit être ni trop fine, ni trop aiguë. On la tiendra le plus légèrement qu'il sera possible, parce qu'il y a du danger que ce qu'elle rencontre ne soit blessé. Cet Auteur dit que la Sonde nous fait voir si la plaie va en droite ligne, si elle est oblique ou tortueuse, comme il peut arriver si le blessé, dans le moment qu'il a reçu le coup, a penché le corps de quelque côté. Dans le cas supposé par Platner, la Sonde ne peut servir à faire connoître la direction de la plaie, puisqu'il seroit impossible de l'introduire, sur-tout si cette plaie avoit été faite avec une épée étroite ou autre instrument semblable, à cause du rapprochement des parois, par le gonflement des parties & des autres obstacles dont j'ai parlé ci-dessus. Si *Platner* avoit connu le Stylet de plomb ou la bougie, ou, pour mieux dire, l'avantage qu'on peut en retirer lorsqu'on est obligé de sonder, il n'auroit certainement pas manqué d'en parler, lui qui n'a fait que compiler les Auteurs.

Paul Barbette, comme on a vu ci-dessus, donne la préférence à la bougie ; voici encore quel est son texte en parlant des plaies du bas-ventre : » Ordinairement on se

» sert d'un Stylet de fer ou de plomb ; mais la bougie vaut » mieux, parce qu'elle est plus flexible, & qu'elle peut » s'accommoder à tous les sinus ; il faut cependant faire » bien attention que quelquefois le Stylet entre bien » avant, en passant dans l'interstice des muscles, quoique » la plaie ne pénètre pas jusques dans la cavité du bas- » ventre, & que quelquefois elle y pénètre, malgré que » le Stylet soit arrêté dans le trajet ; & cela vient de ce » que les parties, dans un blessé, n'ont pas, lorsqu'on sonde, » la même configuration qu'elles avoient au moment de la » blessure (1). »

Il ne faut pas croire qu'on viendra toujours à bout de sonder les plaies avec une bougie ; on doit bien présumer que ce moyen n'est pas infaillible. Bien plus, les plaies ont quelquefois une telle direction, que même, sans aucun des autres empêchemens dont il a été fait mention, il seroit impossible d'y introduire la plus petite bougie. Au surplus, comme je ne suis pas partisan de cette opération, & qu'on sonde presque toujours trop, je ne veux pas m'étendre davantage sur une infinité de précautions à prendre pour parvenir à surmonter toutes les difficultés qui s'opposent à ce qu'on puisse introduire la bougie jusqu'au fond de la plaie. Il faut encore faire attention que si la plaie est à la poitrine, les poumons pourront arrêter le bout de la Sonde ; & si elle est au bas-ventre, il en sera de même de la part des intestins ou autres viscères, ce qui induiroit à croire qu'elle ne pénètre pas.

Je demande encore quel avantage il y auroit de décou-

(1) Page 310.

vrir qu'une plaie eſt pénétrante, & qu'elle a telle ou telle direction? Aucun; puiſqu'on ne doit avoir en vue dans le traitement des plaies que la réunion la plus prompte : pour cela il faut éloigner les accidens actuels, & prévenir ceux qui peuvent arriver. Ne ſait-on pas que le traitement d'une plaie non pénétrante eſt quelquefois bien plus embarraſſant pour un Chirurgien que d'une qui pénétreroit? On voit tous les jours des plaies, très-ſimples en apparence, devenir par la ſuite fort dangereuſes & être très-difficiles à guérir. D'après cela la Sonde ne peut être d'un grand avantage en pareille circonſtance. Il faut donc avoir toujours préſent à l'eſprit que les moyens curatifs ne doivent pas être ſeulement dirigés par ce qui ſe manifeſteroit dans la plaie au moyen de la Sonde, mais toujours être en garde contre les accidens qui peuvent avoir lieu. Les premiers ſecours ſe réduiſent ordinairement aux ſaignées, plus ou moins répétées, ſuivant la nature & le ſiége de la plaie, & le tempérament du bleſſé; ainſi, ſoit que la plaie pénètre, ſoit qu'elle ne pénètre pas, on ne doit rien changer au traitement. La connoiſſance de la pénétration ou de la non-pénétration de la plaie devient donc, pour ainſi dire, inutile. Je vais plus loin; je dirai que ſouvent l'uſage de la Sonde peut être dangereux. Suppoſons qu'une plaie dans les premiers momens a été ſuivie d'une hémorrhagie qui s'eſt arrêtée d'elle-même par un caillot, n'eſt-il pas à craindre qu'en ſondant on ne détruiſe ce caillot, ce qui doit néceſſairement renouveler l'hémorrhagie? Il en ſeroit de même ſi un inteſtin avoit été bleſſé; on pourroit cauſer l'épanchement des matières fécales qui, quelquefois, n'auroit pas eu lieu: je ne parle pas des accidens qui pourroient être la ſuite de l'irritation produite par des recherches indiſcrétes.

Uſage de la ... dans les plaies d'armes à feu.

Il eſt cependant des cas où il faut abſolument ſonder les plaies; c'eſt lorſqu'on y ſoupçonne un corps étranger, dont la préſence produit quelque accident, comme la convulſion, la paralyſie, &c. c'eſt ſur-tout le cas des plaies d'Armes à feu. Perſonne d'ailleurs n'ignore l'obſtacle qu'un corps étranger oppoſeroit à la guériſon de la plaie, & les accidens ſans nombre qu'il pourroit entraîner. C'eſt pourquoi il faut ſonder, pour s'aſſurer de ſon exiſtence, & pour en faire enſuite l'extraction par les moyens connus.

Ambroiſe Paré conſeille de ſe ſervir, pour découvrir les balles, de Sondes aſſez groſſes, polies & rondes à leur extrémité, c'eſt-à-dire, terminées par un bouton; celles qui ſeroient grêles & aiguës, dit ce célèbre Praticien, piqueroient facilement les chairs, qui ſe rapprochent immédiatement après que la plaie vient d'être faite (1). Il ne dit pas de quel métal il convient que ces Sondes ſoient fabriquées; il ſuppoſe ſans doute que la plaie aura une direction droite: alors il eſt indifférent qu'elles ſoient plutôt d'un métal que d'un autre; mais comme la balle ne ſuit pas toujours la même direction qu'elle avoit lorſqu'elle a frappé la partie, qu'elle ſe dévie en pénétrant les chairs, d'où il réſulte néceſſairement une obliquité dans ſon trajet, il faut, dans cette occurrence, ſonder avec un Stylet de plomb, dont la flexibilité s'accommodera à l'obliquité de

(1) Liv. XI, des Plaies d'Arquebuſes.

la plaie ; &, comme *Paré* l'a dit, une Sonde à cet ufage doit être terminée par un bouton affez gros ; il faut du moins qu'elle foit très-mouffe, afin qu'elle ne s'écarte pas de la route, & qu'elle n'excite pas de la douleur & de l'irritation. Ce n'eft pas ici le cas de fonder avec une bougie : fon peu de folidité empêcheroit de reconnoître le corps étranger fur lequel elle pourroit fe plier ; elle ne peut fervir qu'à inftruire de la profondeur & de la direction de la plaie. La bougie ne donneroit pas une fenfation diftincte d'une fracture, d'une carie ou autres altérations des os.

Un cas très-grave fournit à *Fabrice de Hilden* l'occafion de fe fervir d'un moyen particulier pour paffer un féton dans le trajet de la plaie ; il employa un Stylet d'argent en forme d'aiguille, dont il donne la figure. Après avoir paffé le féton dans le chaton, ce célèbre Praticien introduifit le Stylet par une des deux ouvertures de la plaie ; il en reçut l'extrémité à l'autre ouverture, au moyen d'un Inftrument qu'il appelle Stylet creux ou conducteur. De forte qu'il paroît, d'après la planche gravée, que c'eft un Stylet ordinaire qui eft reçu dans un tuyau. *Fabrice* dit que fans ce conducteur il n'auroit pas pu paffer le Stylet, à caufe de l'anfractuofité de l'ulcère, & qu'il s'eft conduit ainfi, afin que fon Inftrument gliffât doucement, & qu'il ne piquât pas les chairs (1). Malgré la vénération qu'on doit à la mémoire de ce grand homme, je me permettrai de dire qu'il auroit pu fimplifier cette opération en fe fer-

(1) Fab. de Hild. de vulnere graviff. fclopeti, p. 945.

vant tout uniment d'un Stylet ordinaire boutonné, dont la longueur & la grosseur eussent répondu à l'état de la plaie, plutôt que d'employer tout cet appareil, qui n'a servi qu'à multiplier les moyens opératoires.

Sondes pleine Stylets pour des rations partic res.

Pour terminer cette première Partie, je vais indiquer en peu de mots les Sondes solides & les Stylets qu'on a appropriés à quelques opérations particulières.

Les Sondes ou Stylets d'*Anel* sont destinés à déboucher les points lacrymaux, & n'ont guère d'autre propriété que de préparer la voie à l'introduction du petit syphon de la seringue avec laquelle on fait des injections dans le sac lacrymal. Car on doit convenir que le diagnostic des maladies des voies lacrymales ne tire aucun secours de l'usage de cette Sonde. Elle doit avoir trois pouces de longueur, être faite d'argent recuit, pour plus de souplesse; elle est extrêmement fine, & cependant terminée par un bouton en olive; à l'autre extrémité qu'on tient entre les doigts, cette Sonde doit être plus grosse; ce volume la fait tenir avec plus de fermeté.

Pour s'en servir méthodiquement, il faut mettre le malade dans une situation convenable : assis sur un siége assez élevé, il aura le derrière de la tête appuyé sur la poitrine d'un Aide qui, avec ses mains, la contiendra en croisant & entrelaçant ses doigts sur le front. Pour sonder avec dextérité les points lacrymaux, le Chirurgien doit être ambidextre, se servir de la main droite pour l'œil gauche, *& vice versâ*. Avec le doigt indicateur on abaisse la paupière inférieure ou l'on soulève la supérieure, pour découvrir le point lacrymal qu'on veut sonder, & pour tendre un peu le conduit dont il eſt l'orifice; & tenant de l'autre main la Sonde dans la direction convenable entre le pouce & les deux doigts ſuivans, le Chirurgien en porte l'extrémité boutonnée dans le pertuis vers le ſac lacrymal. La connoiſſance de la ſtructure de la partie & une bonne vue, ſont requiſes pour cette opération délicate.

Il me ſera permis de renvoyer au ſecond volume des Mémoires de l'Académie Royale de Chirurgie, ſur le Stylet dont s'eſt ſervi M. Mejean, Chirurgien de Montpellier, dans la cure de la fiſtule lacrymale, tant pour déboucher le conduit naſal, que pour y paſſer une anſe de fil propre à faire jouer un ſéton dans les voies lacrymales & opérer la cure. Je ne pourrois que copier ce qui a été dit à ce ſujet, il ſuffit de renvoyer à la ſource, ainſi que pour les Sondes & Stylets de M. de la Foreſt, avec leſquels on pénètre dans le ſac lacrymal par la foſſe naſale. *Voyez Tome ſecond des Mémoires de l'Académie.*

On ſonde les fiſtules à l'anus avec les Stylets & les Sondes communes; mais il y en a de particulièrement deſtinées à l'opération & aux différentes méthodes de la pratiquer.

Avant les réflexions lumineuſes qu'on doit aux Savans Chirurgiens de nos jours ſur le caractère eſſentiel des fiſtules, on emportoit toutes les duretés & calloſités qui ſe formoient acceſſoirement aux environs des ſinus fiſtuleux: de-là l'uſage d'un long Stylet d'argent recuit, avec lequel on enfiloit la fiſtule de l'orifice externe à l'interne, & qu'on ramenoit par l'anus; & l'on extirpoit tout le noyau calleux compris dans cette anſe. Cette perte de ſubſtance rendoit l'opération très-douloureuſe, la cure pénible & longue.

gue. C'eſt apparemment pour rendre l'introduction plus laborieuſe & ſouvent même impraticable, qu'on avoit conſtruit, pour former l'anſe, une Sonde platte d'un pied de longueur, avec une ouverture à ſa tête, afin d'y engager la pointe en manière d'anneau, comme ſi l'on vouloit s'en ſervir pour tirer par là avec violence le malade hors de ſon lit. Cette Sonde, de deux lignes de largeur, ſe trouve inutilement dans la plupart des étuis portatifs, & eſt gravée planche 86, figures 35 & 36 du Traité de M. Perret. Il ne faut pas en faire un démérite à cet Artiſte, puiſque ce mauvais Inſtrument eſt décrit dans le Traité de Garengeot ſur cette matière, tome premier, page 282.

Dans l'uſage du fil de plomb avec lequel pluſieurs Praticiens coupent lentement, par des torſions réitérées, l'épaiſſeur des parties compriſes dans l'anſe, il faut avoir une Sonde dont l'extrémité oppoſée au bout olivaire qu'on introduit dans l'orifice de la fiſtule, ſoit taraudée en écrou; le fil de plomb s'y adapte en forme de vis, & ne fait plus qu'une continuité avec la Sonde d'argent ſans alliage, recuit, pour qu'elle ait de la flexibilité. Cette conſtruction eſt préférable au trou en forme d'aiguille, dans lequel le fil de plomb mis en anſe ou crochet, augmenteroit en cet endroit le volume de l'Inſtrument ainſi armé, ce qui rendroit le paſſage du fil de plomb plus douloureux, comme je l'ai vu.

Pour ſe ſervir de cet Inſtrument, on met le malade, préparé ſuivant les règles de l'Art, ſur le bord du lit, dans la ſituation propre à recevoir un lavement, & ſur le côté ou eſt la fiſtule; un Aide monté ſur le lit & à genoux, a une cuiſſe à l'angle que fait le tronc du malade avec ſes cuiſſes, par ce moyen celui-ci ne peut faire aucun mouvement en avant pour s'éloigner de l'Opérateur ; cet Aide ſoutient la feſſe ſaine, le Chirurgien découvre & écarte les lèvres de l'orifice de la fiſtule avec le pouce & le doigt index de la main gauche, & de la droite il porte le bout de la Sonde dans la fiſtule, dont il ſuit dextrement le trajet en tendant la peau avec le bout des doigts index & medius gauches, pour faciliter l'intromiſſion. Quand la Sonde eſt ſuffiſamment engagée, le doigt index gauche, graiſſé de beurre, d'huile, ou de pommade, eſt introduit dans le rectum, & il facilite par dedans l'entrée de la Sonde dans l'inteſtin : par les mouvemens combinés de ce doigt & de ceux de la main droite qui pouſſent l'Inſtrument, on le retire par l'anus, & le fil de plomb reſte en anſe pour être ſerré peu-à-peu, juſqu'à ce que la partie que cette anſe comprend ſoit uſée. C'eſt un problême facile à réſoudre, ſi l'inciſion n'eſt pas un moyen plus expéditif & moins douloureux.

C'eſt ici le lieu de parler d'un Inſtrument mixte, deſtiné particulièrement à cette ſection ; je veux dire le Syringotome décrit dans Garengeot, Heiſter & autres. C'eſt un long Stylet d'argent, adapté à l'extrémité d'un biſtouri : on en fait de différentes formes. On croit que M. Félix s'en eſt ſervi pour opérer Louis XIV, d'où lui ſeroit venu le nom de Biſtouri à la Royale. Les Syringotomes des anciens étoient des Biſtouris boutonnés. L'étymologie ne les donne que comme des Inſtrumens propres à inciſer des ſinus fiſtuleux. L'addition d'un long Stylet d'argent recuit, eſt moderne, & ne reſſemble pas aux Syringotomes dont parlent Galien, André de la Croix & autres, & qu'on voit gravés dans l'Arſenal de Scultet. La pointe de l'un de ces Inſtrumens n'y eſt obtuſe que par une boule de cire.

M. de la Faye, dans ſes notes ſur Dionis, Chapitre de la Gaſtroraphie, décrit un Inſtrument mixte qui réunit la Sonde & le Biſtouri, pour débrider les parties contenantes du bas-ventre, lorſque, par l'étranglement qu'elles font, l'on ne peut réduire l'inteſtin & l'épiploon qui ſont iſſus de la capacité abdominale dans une plaie pénétrante. Cet Inſtrument, inventé par feu M. Morand, eſt nommé Biſtouri gaſtrique, & ſera un objet d'examen lorſque l'on mettra les Inſtrumens tranchans en queſtion. Je me permettrai ſeulement d'obſerver que le Traité de M. Perret dit, contre la deſtination de cet Inſtrument, qu'il a été imaginé pour l'opération de la hernie.

Il me reſte à dire que le Frère Jacques ſe ſervoit d'une Sonde pleine & ſolide pour entrer dans la veſſie, & s'aſſurer de l'exiſtence de la pierre. On ſe contente maintenant de l'algalie ou Sonde cannulée : elle a toute la ſolidité convenable pour donner le ſentiment du corps étranger, & elle a l'avantage de pouvoir laiſſer couler l'urine dans le cas ou la veſſie en contient une aſſez grande quantité pour tenir ſes parois écartées ; ou de permettre une injection pour éloigner ces mêmes parois, dont le rapprochement enkiſteroit momentanément le corps étranger, & lui feroit éluder le contact de la Sonde. On n'auroit pas ces avantages dans la recherche de la pierre avec une Sonde ſolide qu'on vouloit d'acier, afin, diſoit-on, de rendre un ſon plus ſec & plus diſtinct. Mais en cherchant cette très-légère utilité, on ſe prive de tous les avantages qu'on peut retirer de l'Algalie ou Sonde cannulée, conſtruite avec les perfections dont elle eſt ſuſceptible.

SECONDE PARTIE.

Des Sondes Cannelées.

La Sonde cannelée, *Stylus ſulcatus*, *Specillum ſulcatum*, eſt un Inſtrument d'argent ou d'acier, de la longueur de cinq pouces & demi, menu & creuſé en gouttière dans preſque toute ſa longueur. Cette cannelure a pour uſage principal de ſervir de conducteur aux Inſtrumens tranchans, par leſquels on diviſe la continuité des parties. On conſidère à la Sonde cannelée ſon corps & ſes deux extrémités; la partie inférieure ou antérieure, nommée le bout, eſt la partie qu'on introduit dans la plaie ou le ſinus ; la partie ſupérieure, qu'on appelle le manche ou la platine, eſt applatie, figurée en cœur ou en treffle, pour être tenue avec plus de fermeté par l'Opérateur. Cette partie eſt de huit ou dix lignes d'étendue, & a ordinairement dans ſon milieu une fente de deux lignes de largeur, pour ſervir à recevoir le frein de la langue ou filet, dans l'opération qui exige ſa ſection.

Le corps de la Sonde cannelée a environ cinq pouces de longueur, & deux lignes de diamètre, qui diminue inſenſiblement juſqu'au bout, où il n'a pas tout-à-fait une ligne. La gouttière doit être ronde & fort unie, d'une ligne de profondeur ; ſon entrée du côté de la platine doit être évaſée en forme d'entonnoir, de deux lignes & demie d'ouverture, pour recevoir plus aiſément l'Inſtrument tranchant dans cet eſpace plus large que la continuité de la cannelure.

Cette Sonde, commune à plusieurs opérations, est ordinairement fermée par le bout, l'Instrument tranchant est arrêté par cette extrémité mousse.

On doit avoir une autre Sonde cannelée, de même construction, si ce n'est que l'extrémité opposée à la platine est terminée en pointe aiguë comme un cure-dent. Nous verrons plus bas les utilités qu'on tire de cette structure dans plusieurs opérations particulières.

Les anciens semblent n'avoir pas connu les avantages de la Sonde cannelée, leur silence à cet égard pourroit le faire croire. Celse, en parlant de la fistule, dit que quand elle est transversale sous la peau, il faut inciser cette peau à la faveur d'une Sonde : *Si sub cute transversa fistula est, dimitti specillum debet, supraque id ea incidi.* Mais ce passage ne prouve pas que Celse eût la connoissance de la Sonde cannelée. Le défaut de cet Instrument devoit exposer l'Opérateur, dans une incision plus profonde, à ne pas couper dans la direction de la Sonde; c'est ce que M. Mery objectoit avec raison au Frère Jacques, qui, dans l'incision pour l'opération de la taille, n'avoit qu'un guide infidèle faute de cannelure à sa Sonde.

Ambroise Paré, au chapitre de la curation des Hernies, donne la figure d'une Sonde de cinq pouces de long, dont la cannelure n'a que deux pouces d'étendue pour inciser, à sa faveur, la production du péritoine, sans risque de blesser les intestins, & il décrit cette opération d'après Pierre *Franco*, en son Livre des Hernies. Dionis a fait graver cette même Sonde, dont la cannelure est bornée à un peu plus d'un tiers de son corps, pour diriger l'instrument tranchant propre à aggrandir la plaie qui étrangle les intestins sortis du bas-ventre, & qui empêche leur réduction, quoiqu'il connut & eût décrit la Sonde creuse en gouttière, dont la cavité en forme de cannelure doit conduire la pointe des Instrumens qui font des incisions. C'est un double emploi qui marque l'inadvertance de l'Auteur, quelquefois plus occupé à transcrire ce que les autres ont dit, qu'à fondre leurs idées, pour rendre, si j'ose m'exprimer ainsi, leurs préceptes homogènes.

Heister a fait graver, planche première, figure V, une Sonde cannelée, directrice ou conductrice des Instrumens propres à ouvrir les fistules avec sûreté, en préservant de toute lésion les parties saines subjacentes, telles que nerfs, tendons ou autres. Cette Sonde est terminée supérieurement par une cuillier exactement ronde, de cinq lignes de diamètre, dont l'usage est de porter dans les plaies & les ulcères des médicamens en poudre. Ceux qui ont vu cet Instrument, tombé en desuétude, ont cru que l'intention avoit été d'en faire une curette ou tire-balle; & l'on sera bien étonné de trouver cet Instrument dans la collection de M. Perret, planche 86, figure 5, avec une description qu'il n'est pas possible qu'un Chirurgien lui ait fournie.

« Cet Instrument sert, dit-il, à s'assurer, par l'inspection » du pus, si l'abscès est prêt à être ouvert. Pour s'en con» vaincre, on fait une petite ouverture avec la lancette à » abscès, de façon à pouvoir y introduire le bout de la » Sonde, de la longueur de 7 à 8 lignes seulement; alors » on fait pencher le bout de la cuillier, le pus coule le long » de la gouttière, jusques dans la cuillier, & c'est-là qu'on » examine sa nature. »

Il eſt inconcevable qu'une pareille abſurdité ſoit venue dans la tête de l'homme de l'Art, que l'Artiſte a dû conſulter pour écrire, à l'occaſion des Inſtrumens, ſur ce qui a rapport à la doctrine Chirurgicale.

On ne peut trop prendre de précautions pour que les opérations ſe faſſent avec ſûreté; c'eſt la raiſon pour laquelle les Sondes cannelées ont un manche ou platine pour être tenues plus fermement; motif qui a déterminé M. Sharp à couder à angle droit le haut de la Sonde du côté de la cannelure, à la hauteur de 4 à 5 lignes, puis de faire faire à ſa tige un ſecond angle pour le prolonger de 7 à 8 lignes, & le terminer par un anneau ſemblable à celui d'une branche de ciſeaux. « La manière de s'en ſervir eſt de paſſer le » pouce dans l'anneau, & de ſoutenir l'Inſtrument avec le » doigt index, pendant qu'on fait gliſſer le long de la can- » nelure, juſqu'à l'extrémité de l'abſcès, un biſtouri droit, » dont le tranchant eſt tourné en haut. » La Sonde cannelée n'exige en aucun cas d'être tenue avec la fermeté que donne cette conſtruction.

Pluſieurs Orfévres & Couteliers, pour éviter la multiplicité des Inſtrumens, font une Spatule ou feuille de Myrte à la tête de la Sonde cannelée. Alors la tige ou le manche de la Spatule eſt trop grêle; il vaut infiniment mieux terminer la queue de la Spatule en forme d'élévatoire : l'Inſtrument ne perd rien dans l'intention qu'on a d'en doubler l'utilité.

C'eſt ici le lieu de parler d'une Sonde cannelée très-fine, connue ſous le nom de Sonde à panaris : elle peut ſervir dans pluſieurs autres cas, & notamment à conduire entre le prépuce & le gland un biſtouri à lame très-étroite, pour fendre le prépuce aux enfans qui naiſſent quelquefois avec une ſi petite ouverture, qu'on peut à peine y paſſer la Sonde la plus déliée. Celle-ci ne doit être cannelée que de l'étendue de deux pouces, afin que la partie ſupérieure de ſon corps ait un peu plus de volume ; & la platine peut être une petite feuille de Myrte, de 9 lignes de long, ſur trois lignes dans ſa plus grande largeur. Cette tête eſt d'ailleurs utile pour couvrir de petits plumaceaux, & nétoyer la circonférence des plaies ou ulcères de petite étendue, &c.

Ce qui vient d'être dit paroît ſuffire pour connoître en général l'uſage de la Sonde cannelée. Elle devient inutile lorſque le doigt peut entrer dans la cavité d'un abſcès, c'eſt le conducteur le plus fidèle des Inſtrumens tranchans ; la Sonde cannelée ſert principalement à faire les ouvertures dans tous les cas où la Sonde pleine & les Stylets ont été employés pour découvrir l'étendue des plaies & des ſinus. Mais l'uſage de ces Sondes n'eſt pas borné à remplir ces vues générales ; nous allons faire connoître de quelle utilité elles ſont dans pluſieurs cas particuliers.

La Sonde cannelée pointue, ſert utilement dans l'opération de la hernie & de la caſtration. Une Sonde mouſſe, fermée par le bout, ne s'inſinueroit pas dans les feuillets du tiſſu cellulaire, que le biſtouri doit inciſer avec la plus grande précaution, pour ne pas bleſſer l'inteſtin ou les vaiſſeaux ſpermatiques dans ces opérations reſpectives.

Dans l'opération de l'anevriſme faux avec épanchement de ſang dans les cellules du tiſſu adipeux, on ne peut aller ſûrement à la ſource de l'hémorrhagie, qu'en inciſant les cellules remplies de ſang. Il faut procéder avec la plus grande circonſpection ; ne couper graduellement que ce que la Sonde

cannelée

cannelée ſoulevera de ces parties ; & l'on doit toujours l'inſinuer de haut en bas : c'eſt un précepte de M. Foubert, ainſi que nous l'apprenons dans l'Encyclopédie, au mot anevriſme ; & ce dans la crainte de couper par inadvertance quelque divarication collatérale de veine ou d'artère, dans la confuſion où ſont les choſes par le gonflement que cauſe l'infiltration du ſang dans les cellules du tiſſu adipeux.

La Sonde pointue d'argent flexible, peut ſervir utilement à l'opération de la fiſtule à l'anus, lorſque l'orifice interne n'eſt pas trop profond, & qu'on peut ramener la pointe de la Sonde, ſans dilacération & grande douleur, par l'anus. Un biſtouri coulé le long de cette cannelure, fait la ſection du pont ; & il n'en faut pas plus pour la guériſon des fiſtules ſimples. Voyez ſur cette maladie les Œuvres poſthumes de M. Petit.

Cette Sonde pourroit auſſi permettre qu'on portât, à la faveur de ſa gouttière, un Stylet de plomb, pour opérer la fiſtule par la ligature.

La Sonde aîlée, gardienne des inteſtins, eſt une Sonde cannelée, fermée par le bout, & coudée aux deux tiers de ſon corps ; ſous ce coude eſt une plaque en forme de cœur, ſoudée par le milieu de ſa longueur avec la convexité de la Sonde.

Dans l'opération de la hernie, on introduit le bout de la Sonde dans l'anneau de l'oblique externe, ou ſous l'arcade crurale, juſqu'à la pointe du cœur, dont le plein couvre l'inteſtin auprès de l'étranglement, & le met à l'abri de l'Inſtrument tranchant qui doit débrider l'anneau ou le ligament. M. de Garengeot ſemble approuver cet Inſtrument, dont on attribue ordinairement l'invention à M. Petit,

M. de la Faye en donne l'honneur à M. Méry : elle eſt ſi défectueuſement gravée dans les Œuvres poſthumes de M. Petit, qu'il n'y a pas d'apparence qu'il en ait été l'inventeur. Quoi qu'il en ſoit, cet Inſtrument peut paſſer pour inutile ; une petite compreſſe trempée dans du vin chaud & exprimée, ſeroit plus utilement poſée ſur l'anſe de l'inteſtin, en ſe ſervant de la Sonde cannelée ordinaire : le bout du doigt ſert à diriger un biſtouri boutonné, au moyen duquel on débride l'étranglement avec plus de ſûreté que de toute autre maniere.

Le Cathèter peut être mis au nombre des Sondes cannelées. Il doit toujours être d'acier, pour que la pointe du Lithotome, de quelque forme qu'il ſoit, gliſſe plus facilement dans ſa cannelure : elle doit être le plus large poſſible, comme dans les Cathèters de M. Hawkins, ouverts par le bout qui eſt mouſſe. Les Cathèters ont ordinairement leur cannelure fermée, & cet arrêt empêche l'Inſtrument tranchant de paſſer outre. Les dimenſions de cette eſpèce de Sonde cannelée, feront néceſſairement détaillées lorſqu'on traitera des Inſtrumens propres à la Lithotomie ; ce ſera le cas d'expliquer la manière de s'en ſervir, après avoir diſcuté quelle doit être leur conſtruction la plus avantageuſe.

La cannelure du Cathèter ne ſert pas ſeulement à diriger d'une manière ſûre l'Inſtrument qui inciſe les parties, il ſert encore de guide au conducteur ou gorgeret, qui eſt lui-même une autre eſpèce de Sonde cannelée, puiſque cet Inſtrument, fait en gouttière, eſt le conducteur des tenettes.

Il y a des Inſtrumens d'une conſtruction particulière,

qui les rapproche & leur donne la propriété des Sondes cannelées. Tels ſont les Trocarts, ſur la cannule deſquels on a ſillonné une légère gouttière propre à conduire un Inſtrument tranchant. Il y a certains dépôts qu'on ne ſe détermineroit à ouvrir en grand, & peut-être à ne point ouvrir du tout, qu'après avoir reconnu la qualité de la matière. Le Trocart porté dans le foyer de la collection, on voit quelle eſt la qualité de la matière ; & ſi l'on croit devoir ouvrir la tumeur, la cannelure de la cannule ſert à conduire l'Inſtrument tranchant. Dans cette occurrence, on a dû porter le Trocart à la partie déclive, & toujours à l'endroit où l'inciſion à faire doit aboutir par l'un de ſes angles. M. Foubert, dans ſa méthode particulière de tailler, pénétroit dans le corps même de la veſſie avec un long Trocart, dont la cannule étoit à jour par une fente qui ſervoit de couliſſe à un couteau Lithotome. Voyez le premier Tome des Mémoires de l'Académie Royale de Chirurgie.

Le Lithotome du Frère Côme peut être conſidéré comme une Sonde cannelée qui cache une lame tranchante. On l'introduit ſans riſque dans la veſſie, mais il peut faire beaucoup de mal étant retiré ſans guide, après qu'on en a fait ſortir la lame à tel degré d'écartement que ce ſoit. Voyez le troiſième tome des Mémoires de l'Académie Royale de Chirurgie, où cet Inſtrument a été apprécié par les expériences des plus habiles Lithotomiſtes du temps.

M. Petit a imaginé deux petits biſtouris cannelés pour inciſer le ſac lacrymal; ces cannelures ſervent à conduire une Sonde pointue pour déboucher le conduit naſal, & cette Sonde cannelée ſert à diriger une bougie dans le canal débouché. Cette opération très-ingénieuſe eſt parfaitement décrite dans les Mémoires de l'Académie Royale des Sciences, année 1734 & 1740.

La manière particulière de ſe ſervir de tous ces Inſtrumens dans les diverſes opérations où ils peuvent être néceſſaires ou utiles, demanderoit des diſſertations preſque auſſi multipliées que les cas pour leſquels on les mettroit en uſage. L'intention de l'Académie a été, ſans doute, que les Auteurs ſe circonſcriviſſent autant qu'il ſeroit poſſible dans le ſujet propoſé. J'en ai ſenti toute l'importance, & j'ai tâché de ne pas ſortir des bornes d'un Mémoire Académique. La matière auroit deſiré une plus grande étendue de lumières & de connoiſſances.

. . . . materiæ tanta abundat copia ;
N°. 7. *Labori faber ut deſit, non fabro labor.*

TEISSIER, *Élève en Chirurgie de l'École Pratique & des Hôpitaux de Paris, Docteur en Médecine de la Faculté de Caën.*

L'ACADÉMIE a donné l'*Acceſſit*, au Mémoire n°. 3, qui a pour deviſe cette ſentence du premier Aphoriſme d'Hippocrate.

L'Art eſt long, la vie courte, l'expérience trompeuſe, le jugement difficile.

L'Auteur eſt M. ICART, Correſpondant de l'Académie, Profeſſeur Royal de Chirurgie, Chirurgien - Major - Surveillant des Hôpitaux de la Province de Languedoc, Lieutenant de M. le Premier Chirurgien du Roi, à Castres.

L'ACADÉMIE a proposé pour le Prix de l'année 1785, cette question :

En quel cas les Ciseaux à incision, dont la pratique vulgaire a tant abusé, peuvent être conservés dans l'exercice de l'Art ; quelles en sont les formes variées, relatives à différens procédés opératoires ; quelles sont les raisons de préférer ces Instrumens à d'autres qui peuvent également diviser la continuité des parties ; & quelles sont les diverses méthodes d'en faire usage ?

ELLE propose pour le Prix de l'année 1786 :

De déterminer les différentes constructions des Bistouris ; quelles sont les raisons de leur variété, suivant les cas particuliers où il convient d'en faire usage ; de quelles corrections ou perfections ils seroient susceptibles ; & quelle est la méthode de s'en servir ?

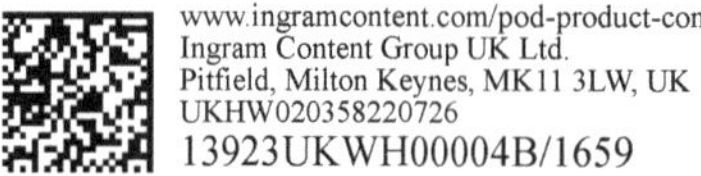

www.ingramcontent.com/pod-product-compliance
Ingram Content Group UK Ltd.
Pitfield, Milton Keynes, MK11 3LW, UK
UKHW020358220726
13923UKWH00004B/1659

9 782019 650919